生理ってなあに？

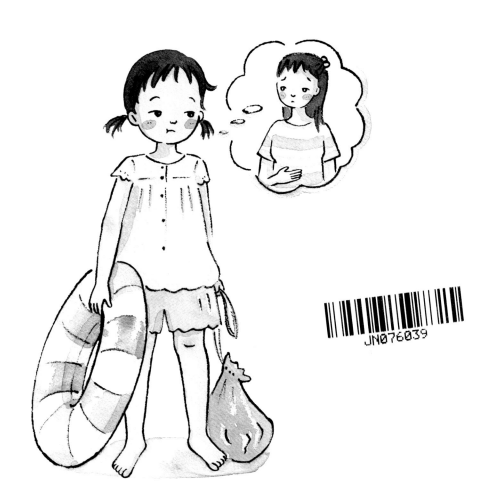

おねえちゃんとプールに行くやくそくをしていたのに、
きょうは行けないんだって。「生理だから」って言ってた。
「生理」ってなんだろう？

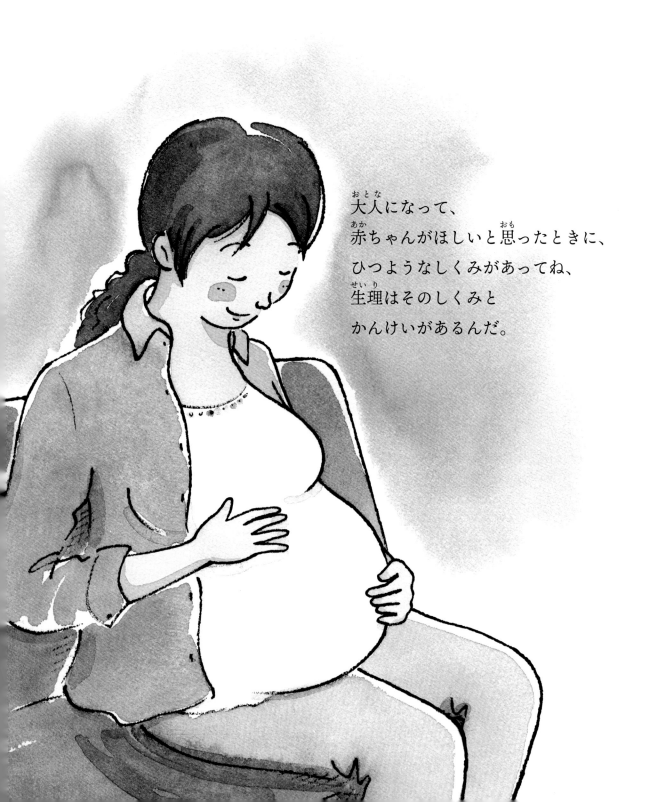

大人になって、
赤ちゃんがほしいと思ったときに、
ひつようなしくみがあってね、
生理はそのしくみと
かんけいがあるんだ。

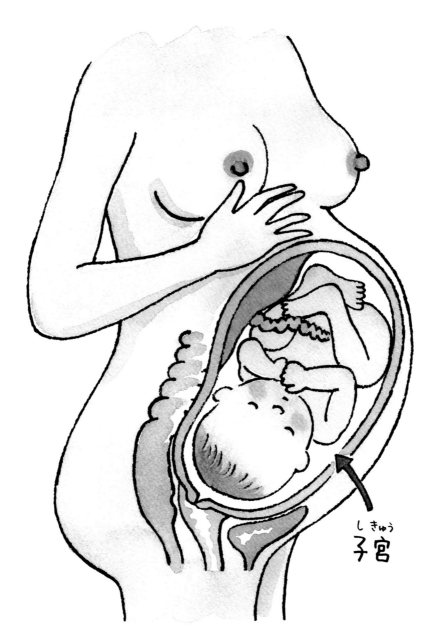

しきゅう
子宮

女の子のおなかの中には「子宮」という、
赤ちゃんのためのおへやがあるんだよ。

子宮の中に赤ちゃんをそだてるベッドがあって、
赤ちゃんがこないときには、新しいベッドにとりかえるために、
血といっしょにベッドをからだの外に出すんだ。
これが「生理」だよ。

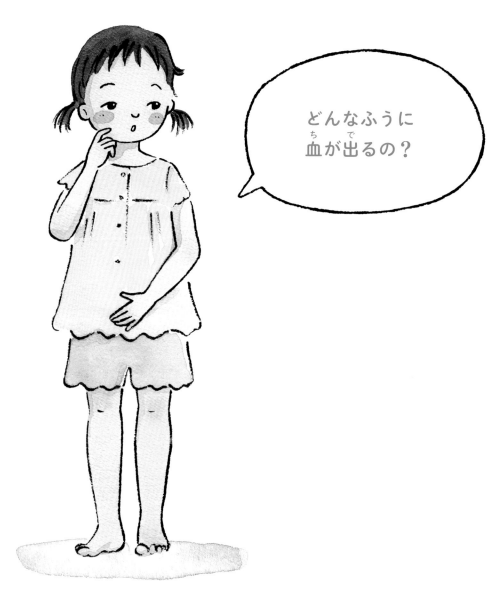

どんなふうに
血が出るの？

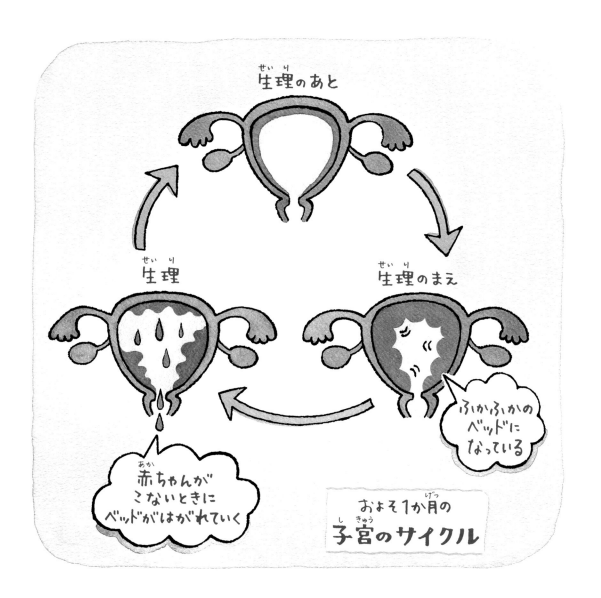

生理は女の人のからだに、だいたい1か月に1回おこるよ。
血が出るのはだいたい5日くらいでおわるけど、人によってちがうんだ。

1か月に1回、生理がくるということは
体調がととのっているということ。

けんこうにすごせたしょうこでもあるよ。
毎日ごはんをしっかり食べたり、

たくさんあそんだりすることは、
けんこうでいるために大切なことだよ。

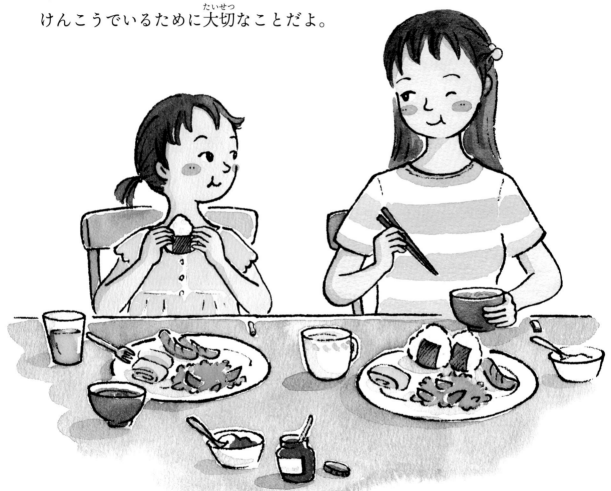

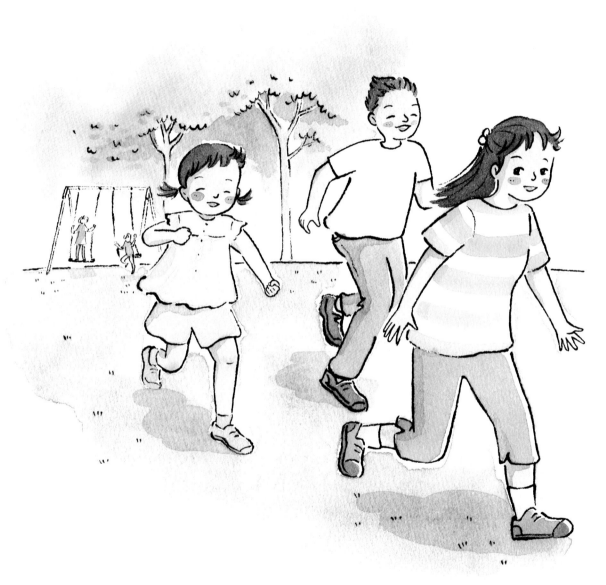

生理がくるのは
けんこうだからなんだね。

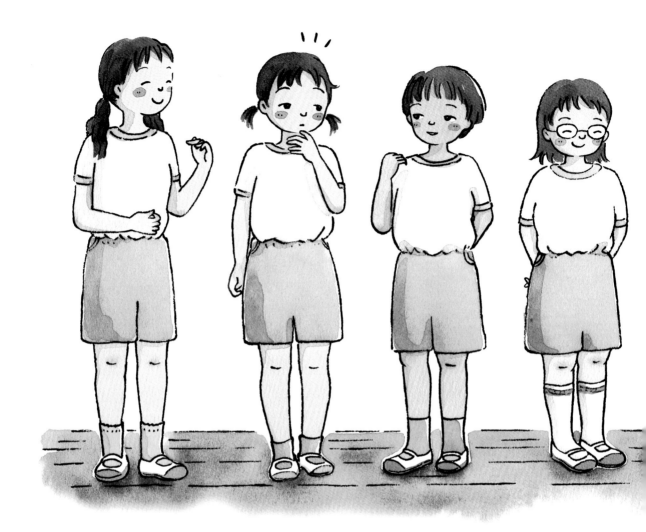

生理っていつごろくるの？

だいたい10さいから15さいまでの間にくるよ。

人それぞれだけれど、小学6年生のあたりに

生理がくる子が多いみたい。

からだが大きい子のほうが早く生理がくることがあるけれど、

かならずしもそうとはかぎらないよ。

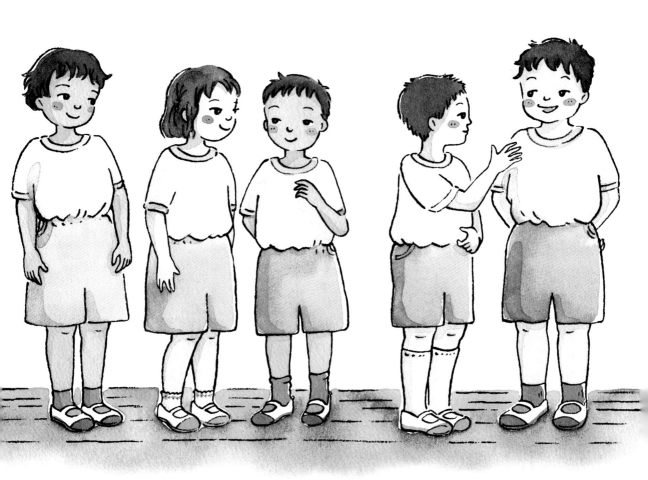

わたしはクラスの中でせが高いほうだから、
みんなより早くくるのかな……。

生理についていろいろ知っていると、不安も少なくなるよ。
生理がくるということは、からだが成長していて、
大人に近づいているということ。

生理の血は、どこから出ているの？

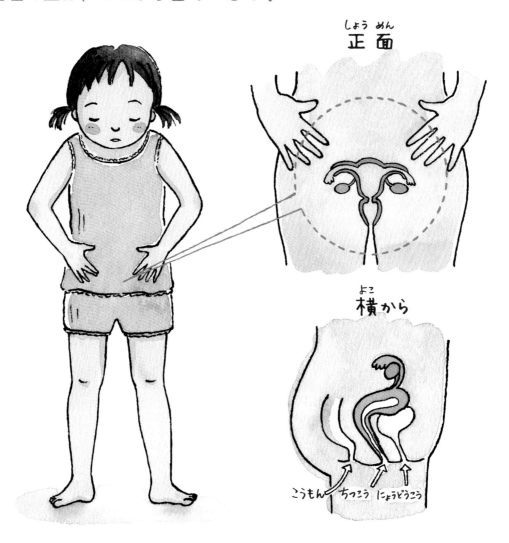

正面

横から

こうもん　ちつこう　にょうどうこう

生理の血は、おしっこの出るところ（尿道口）と
うんちの出るところ（肛門）の間にある、
膣口というあなから出ているよ。
赤ちゃんもここから出てくるんだ。

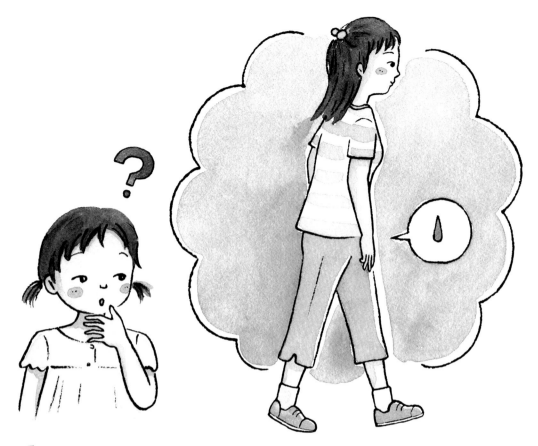

血が出るってどんなかんじがするの？

生理のときは、おまたの間が
いつもと少しちがう感じがするけれど、
何か月かするとなれるよ。
生理の血は、おしっこよりもねっとりしていて、
パンツがぬれているかんかくともちがうかな。
おしっこはがまんしようと思えば、少しの間とめておいて
トイレでさっと出すこともできるけれど、生理の血はそうはいかない。

だから、生理のときはパンツにナプキンをつけるんだ。
ナプキンは、血をすいとってくれるもので、
1日に何回かとりかえるよ。

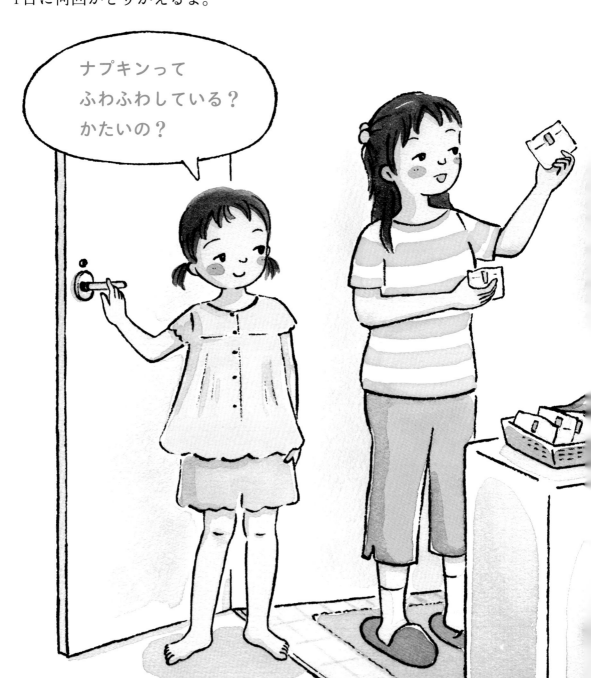

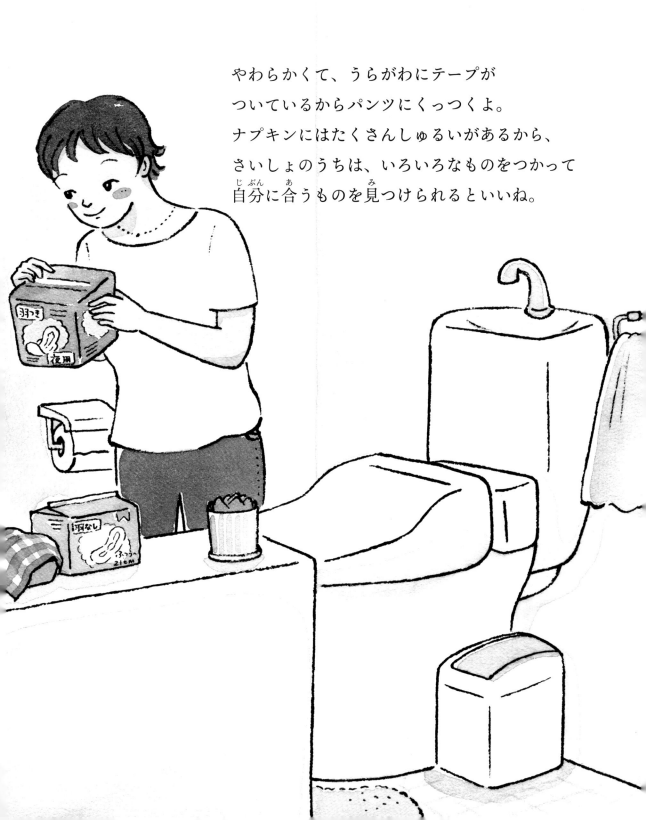

やわらかくて、うらがわにテープが
ついているからパンツにくっつくよ。
ナプキンにはたくさんしゅるいがあるから、
さいしょのうちは、いろいろなものをつかって
自分に合うものを見つけられるといいね。

ナプキンをつけていれば、
ふくに血(ち)がついたりしないの？

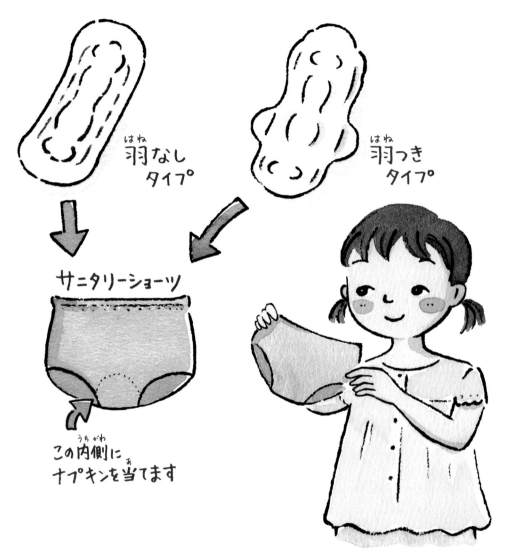

羽(はね)なし
タイプ

羽(はね)つき
タイプ

サニタリーショーツ

この内側(うちがわ)に
ナプキンを当(あ)てます

生理(せいり)のときは、サニタリーショーツといって
血(ち)がもれにくいツルツルしたパンツにナプキンをつけるよ。

ナプキンがうまくつけられなくて、
ふくがよごれてしまうこともあるかもしれない。
そういうときは、保健室でナプキンやふくを
かしてくれるから安心してね。

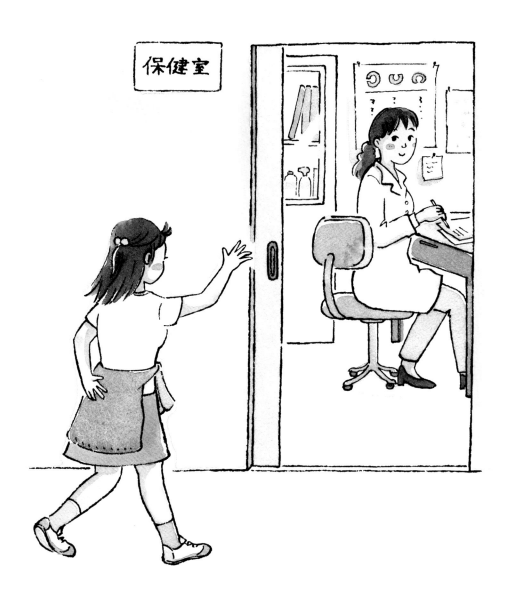

プール授業の日に生理になったらどうするの？

見学することもできるし、
タンポンをつかえばプールに入ることもできる。
どちらも自分でえらべるよ。
タンポンというのはね、細長いわたのようなもので、
それを腟の中に入れると
生理の血が出てこなくなるんだ。

ただ、ぐあいがわるいときは、
プールも体育も、むりしないでね。

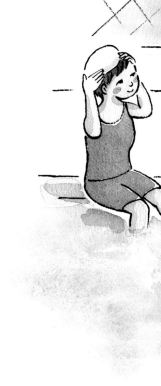

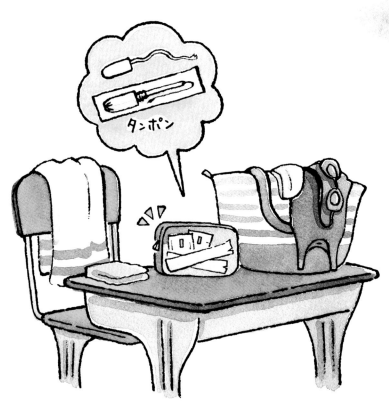

タンポン

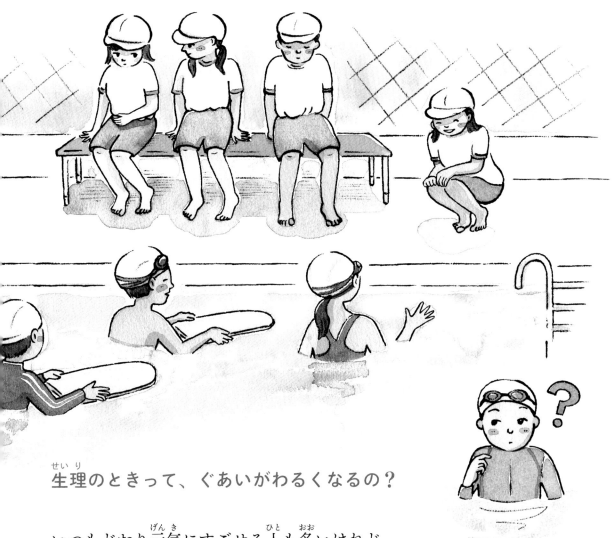

生理のときって、ぐあいがわるくなるの？

いつもどおり元気にすごせる人も多いけれど、
「生理つう」といって、おなかや頭、こしがいたくて、
うごくのがつらくなる人もいるよ。
そういうときは、おふろにゆっくり入ってからだをあたためたり、
いたみをやわらげてくれるくすりをのんだりするといいよ。
がまんしないで、ちょっといたくなったら
すぐにくすりをのむことが大切。

ナプキンをずっとつけていると、かゆくなることもあるから、
家にいるときも学校にいるときも、こまめにナプキンをとりかえようね。

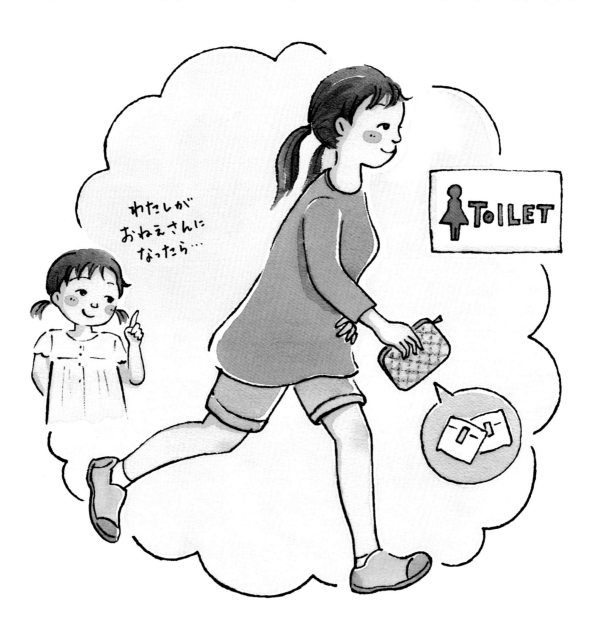

学校にいるときは、どうやってナプキンをかえるの？

小さなポーチにナプキンを入れて、トイレにもって行くんだよ。
ナプキンを入れるポケットがついた
サニタリーショーツやオーバーパンツもあるよ。
あと、「吸水ショーツ」といって、
パンツじたいが生理の血をすいとってくれるものもあるんだ。
ナプキンをつけなくても、血がもれないからべんりだよ。
あらってくりかえし使えるよ。

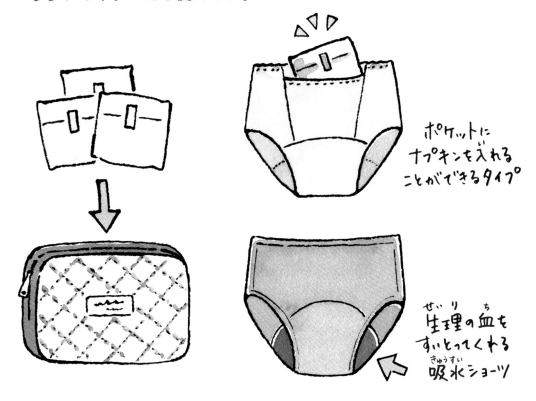

ポケットに
ナプキンを入れる
ことができるタイプ

生理の血を
すぃとってくれる
吸水ショーツ

10さいごろから女の子のからだも男の子のからだも、
だんだん大人に近づいていくんだ。
生理も、その成長のひとつで、
赤ちゃんをうめるからだになるじゅんびがはじまったということ。

つまり、生理がきたということは、まだ子どもでも
にんしんできるからだになったということ。
だから生理になる前に、にんしんについて
知っておくのはとてもだいじだよ。

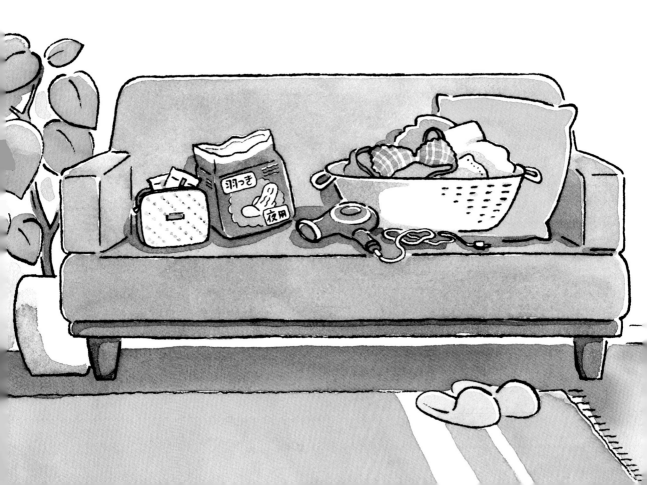

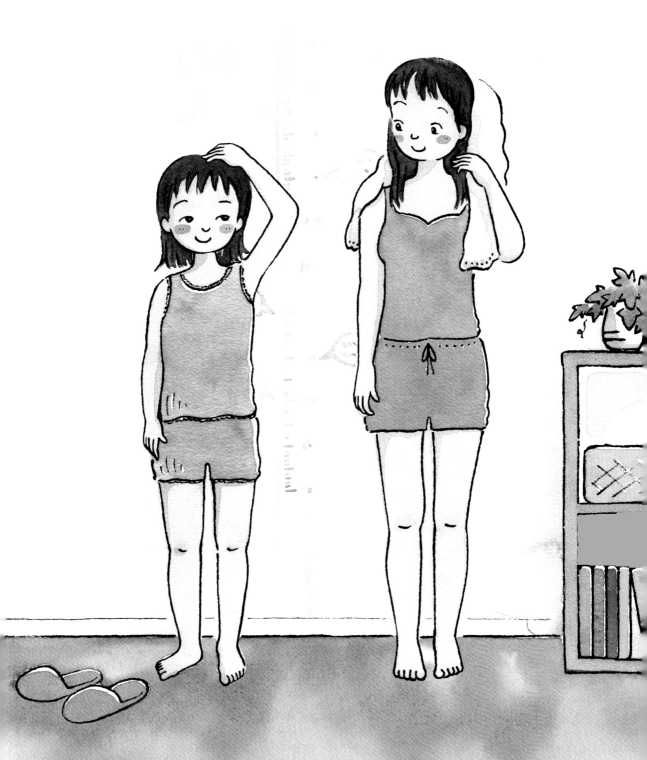

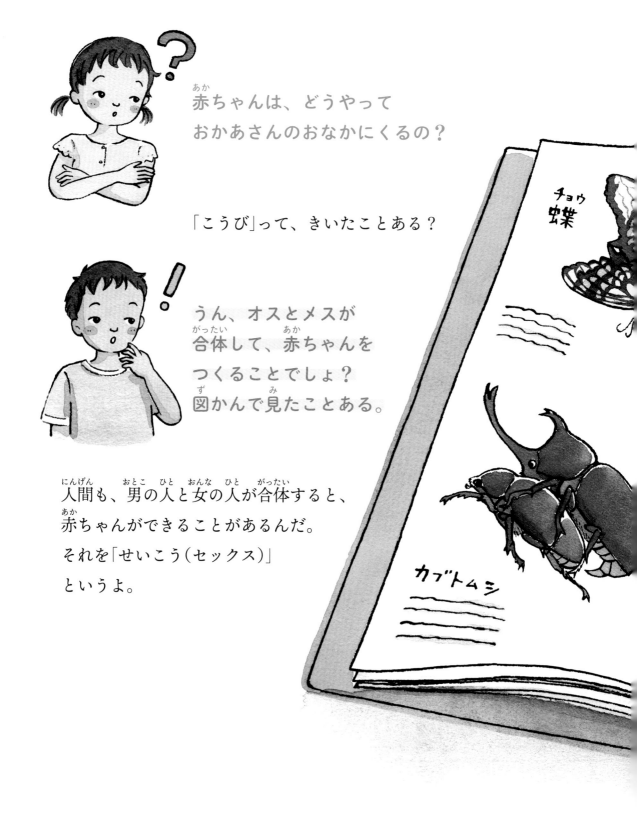

赤ちゃんは、どうやって
おかあさんのおなかにくるの？

「こうび」って、きいたことある？

うん、オスとメスが
合体して、赤ちゃんを
つくることでしょ？
図かんで見たことある。

人間も、男の人と女の人が合体すると、
赤ちゃんができることがあるんだ。
それを「せいこう（セックス）」
というよ。

チョウ
蝶

カブトムシ

からだが大人に近づいて「せいこう」をすると、
にんしんするかもしれないってことをおぼえておいてね。

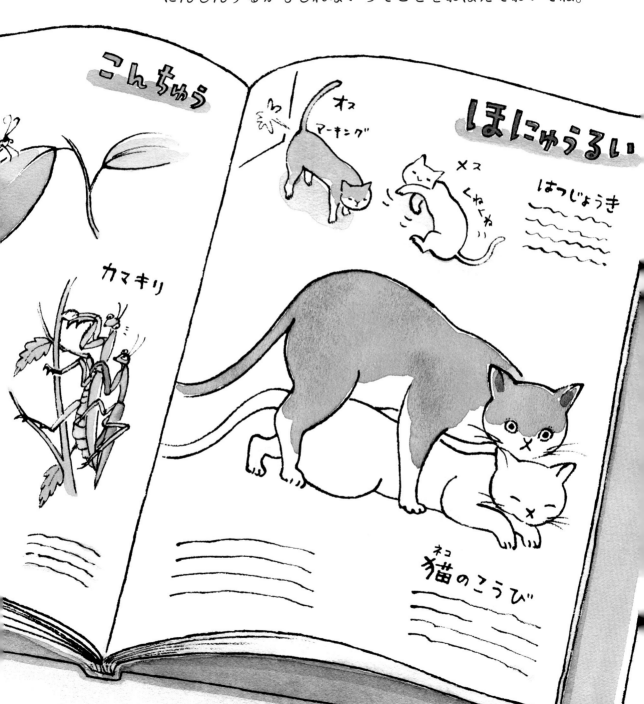

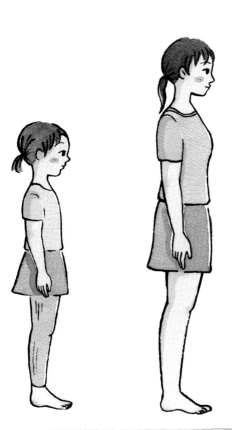
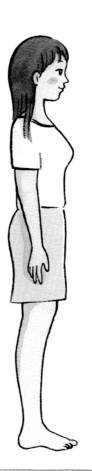
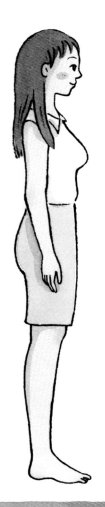

10～15歳で生理がはじまる

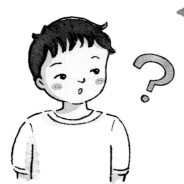

赤ちゃんがほしいって思っていなくても、
生理がくるのはなんで？

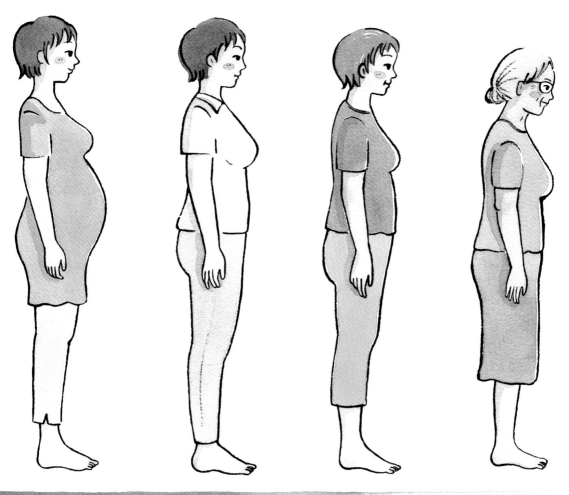

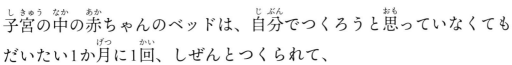

50歳くらいまでつづく

子宮の中の赤ちゃんのベッドは、自分でつくろうと思っていなくても
だいたい1か月に1回、しぜんとつくられて、
赤ちゃんがこなかったらからだの外に出されるよ。
女の人は、だいたい50さいくらいまで毎月生理がくるんだよ。

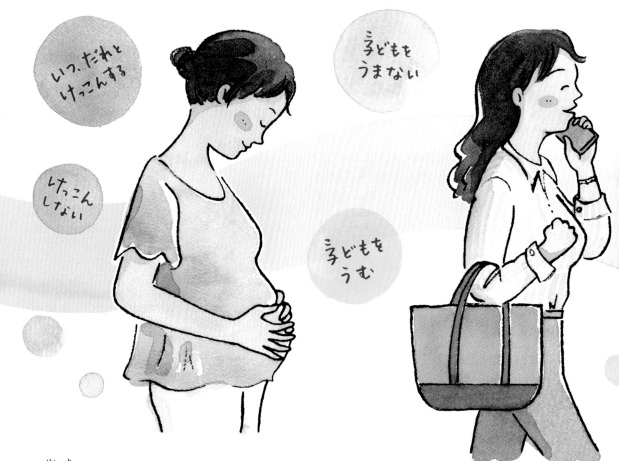

生理がきたということは、
赤ちゃんをうめるからだに近づいたということ。
けれど、生理があるからといって、赤ちゃんをうむとはかぎらないんだ。
生理は、大人に近づくとだいたい自然にくるものだからね。

子どもをうむかうまないか、いつ、何人子どもをうむのかも
それぞれが自由にきめていいこと。
けっこんするかしないか、だれとけっこんするのかも
自分できめることなんだよ。

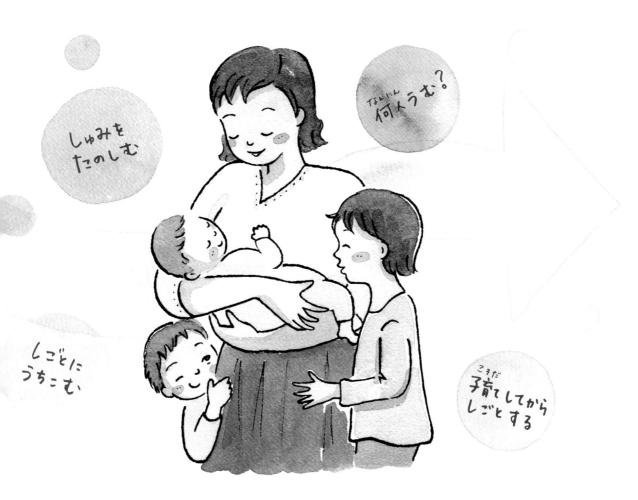

でも、わからないことやこまったことがあったときは
おうちの人やまわりの大人に、まよわずそうだんしてね。
大人になってからでも、たいへんなときは、
いつだってまわりの人をたよっていいんだよ。

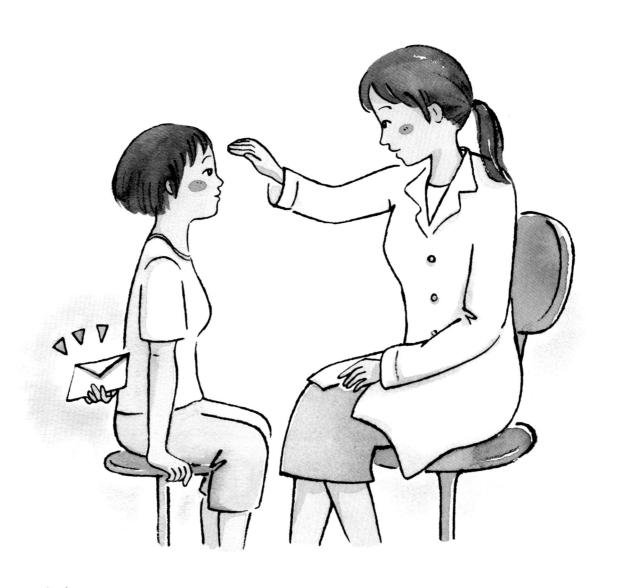

生理がきたとわかったときも、
生理つうでからだのぐあいがわるいときも、
おうちの人や学校の先生など、まわりの大人につたえよう。
はずかしくて言いにくいときは、手紙に書くのもいいね。

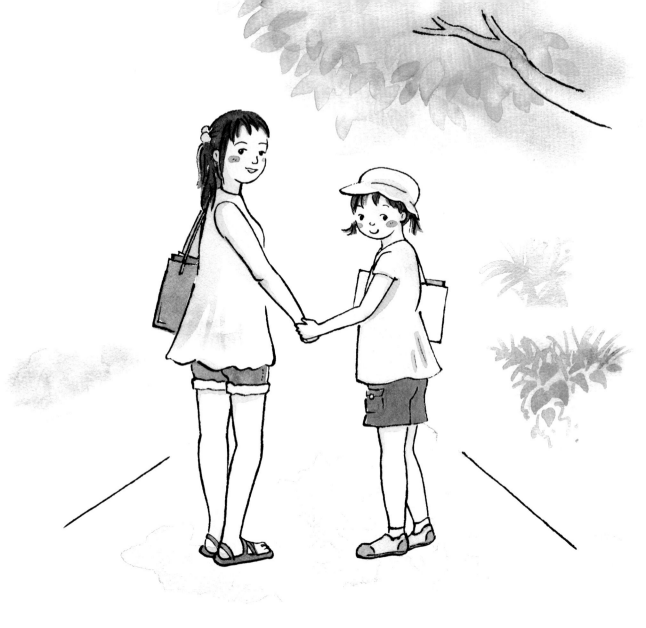

自分のからだについて知ることは
自分のからだをまもることにつながるよ。
毎日を元気に楽しくすごせるように
あなたのからだを大切にしてね。

生理のためのじゅんびリスト

生理のときにひつようなものを生理用品といいます。
生理がくるまでにそろえておきたい生理用品をしょうかいします。

① 生理用ナプキン

生理のときに出る血（経血）をうけとめてくれるもの。スーパーやコンビニなどに売っています。血の量が多い日や夜ねるとき用など、大きさや形もいろいろあって、自分にひつようなものがえらべます。いちばん多くつかわれているのは、つかいすての紙ナプキン。ずっとつけているとかぶれることもあるので、2〜3時間ごとにとりかえましょう。はだがびんかんな人は、オーガニックコットンの紙ナプキンのほうがかぶれにくいです。

（えらびかた）

大きさ

ふつう

20〜21cmくらい

長め

22〜24cmくらい

あつみ

ふつう

5〜7mm

うすめ

2〜3mm

形

羽なし

羽つき

血の量がそれほど多くないときは、大きさやあつみが中くらいの「ふつうの日用」、血の量が多いときは、より長くてぶあつい「多い日用」、運動をするときはずれることもあるので、羽つきナプキンをつかうと安心。ねているときに血がもれないように、おしりのほうが広がっている夜用ナプキンもあります。

❷ サニタリーショーツ

サニタリー(生理用)ショーツは、またのところが防水(水をはじく)になっていたり、血がついてもおちやすい素材だったり、生理中も安心してはけるよう工夫されています。おなかに予備のナプキンをしまえるポケットがついたものや、ナプキンのいらない吸水ショーツなど、べんりなものも。2〜3枚用意しておくとよいでしょう。

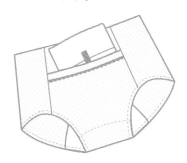

吸水ショーツのつかいかた

吸水ショーツは、ナプキンを当ててつかうのもおすすめ。サニタリーショーツよりもさらに血が外側にもれにくいので、体育のある日や夜ねるときも安心です。さいしょのうちは、吸水ショーツだけでつかってみるのは出血量の少ない生理がおわりそうな日に試してみて。吸水ショーツだけでつかった日は、洗面器に水(またはぬるま湯)をはってショーツをあらってから洗濯機に入れましょう。

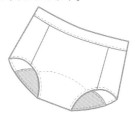

❸ サニタリーポーチ(もちはこび用)

小さめのポーチに、その日つかうぶんのナプキン5〜6枚を入れておきます。タオルハンカチやティッシュケースのように見える小さめのサニタリーポーチは、ようふくのポケットに入るのでべんりです。

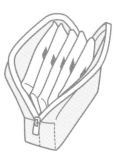
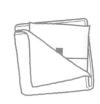
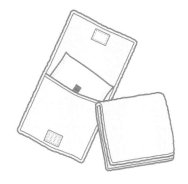

④サニタリーボックス

ナプキンを交かんするときは、つかいおわったものをふたつきのごみばこ「サニタリーボックス」にすてます（つかいおわったナプキンのすて方は、右のページを見てください）。

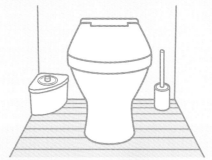

おそうじをしてくれる人への かんしゃをわすれずに

つかいおわったナプキンは中身が見えないようにつつんですてると、ほかの人も気もちよくつかえるし、サニタリーボックスをおそうじしてくれる人もかたづけが楽になります。家のサニタリーボックスは家族と交代でおそうじしたり、自分でかたづけたりできるといいですね。

⑤スケジュール帳

生理がはじまった日からおわりの日までを、カレンダーや手帳、けいたい電話のアプリなどにつけておくと、つぎの生理がいつくるか予想がつきやすくなります。だいたい1か月に1回生理がきます。

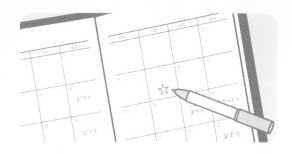

こんな生理用品もあります

タンポン

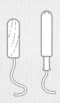

やわらかいわたを細長くまとめたつかいすての生理用品。腟★に入れて血をすいとります。もれたりずれたりする心配がないので、水泳や体育など運動をするときにつかうとべんり。

月経カップ

やわらかいゴムのような素材でできていて、カップをおりまげてタンポンのように腟の中に入れます。カップに血をためて4〜8時間ごとにとり出し、すすいでくりかえしつかえます。

★おしっこの出るあな（尿道口）と、うんちの出るあな（肛門）の間にあります。

ナプキンのつけかた

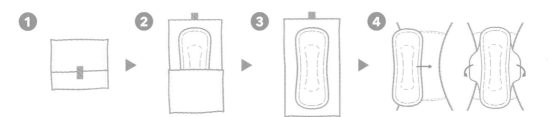

① ポーチやポケットからナプキンをとり出します。

② ナプキンの包装紙をひらきます。

③ 包装紙についているテープが前にくるようにして、ナプキンをはがします。

④ ショーツにナプキンをはりつけます。羽つきナプキンの場合は、羽をショーツの裏側におってはりつけます。

ナプキンのすてかた

どちらの方法でもOK

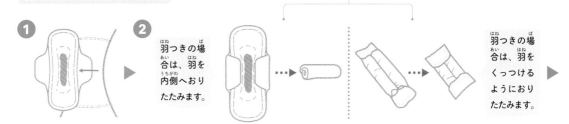

① ナプキンをショーツからはずします。

② 羽つきの場合は、羽を内側へおりたたみます。

血がついているほうを内側にして、くるくると巻いて小さくします。

前・後ろの両方から内側に巻いて、ぶつかった面をしっかりと合わせます。

羽つきの場合は、羽をくっつけるようにおりたたみます。

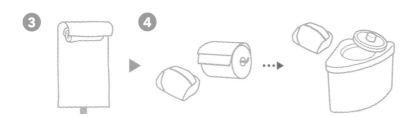

③ ナプキンの包装紙でくるくると巻いて、テープでとめます。

④ サニタリーボックスにすてます。テープがとまらず開いてしまうときや、血が見えてしまいそうなときは、トイレットペーパーでつつんですてます。

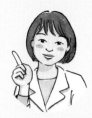

教えて! サッコ先生
大人も知っておきたい生理のこと

Q 生理の話はいつごろから
子どもにしてあげるといいですか?

A 初経を迎える前がひとつの目安ですが、個人差がありいつがよいか悩みますね。初経年齢はおおよそ10〜14歳ですが、ふくよかな子や身長の高い子は、初経が早まることがあるので、小学校で教わる小4がおすすめです。また、年齢問わず子どもから質問があったときがチャンス。教えるのに早すぎということはありません。子どもが体の悩みや初経について伝えやすいよう、「わからないことがあったら聞いてね」「ここにナプキンが置いてあるよ」などと日頃から声をかけ、言い出しやすい雰囲気を作ってあげるとよいですね。

Q 初経が早くきたとき、
なかなかこないときはどうしたらいいですか?

A 10歳6か月よりも前に初経がきた場合には「思春期早発症」の可能性があります。初経が早すぎると、その後の身長の伸びが止まってしまうことがあり、治療が必要な場合も。早めにかかりつけの小児科医に相談してみることをおすすめします。また、15歳までに初経がない場合にも何らかの原因があると考えられます。中学卒業頃には産婦人科や婦人科を受診しましょう。初経が早いことや遅いことで子どもが悩んでいたら、個人差があることを伝えて安心させてあげましょう。

Q 生理痛の痛み止めを飲み続けると、
効かなくなるって本当ですか?

A 生理痛のたびに鎮痛剤を飲み続けたとしても、薬の飲みすぎにはなりませんし、効果が薄れることもありません。生理痛はがまんしないで、大人も子どもも、痛みがひどくなる前に薬を飲むことが大切です。ただし鎮痛剤を飲んでも生理痛がおさまらない場合や、月に4回以上痛み止めを使うようなら産婦人科や婦人科の受診を。ホルモン治療が必要だったり、重大な病気が隠れていたりする可能性があります。思春期の生理痛の診察は内診でなく、まずはおなかの上からの経腹エコーによる診察が基本ですので、安心して受診してください。

Q 小学生も、ピルを飲んでも大丈夫ですか?

A 初経がきていれば、年齢に関係なく低用量ピルやホルモン治療薬を服用でき、産婦人科や婦人科で処方してもらえます。欧米では10代の服用もスタンダード。避妊目的だけでなく、生理痛や経血量を緩和し、生理の周期をずらすこともでき、ニキビがひどい子は肌質の改善にもつながります。ピルは副作用があるというイメージもありますが、飲み始めて数か月で吐き気などの副作用は感じなくなることが多いです。ただし、血栓症などの副作用もあるので、医師とよく相談しましょう。

高橋幸子［産婦人科医］｜監修
埼玉医科大学医療人育成支援センター・地域医学推進センター勤務。年間180回以上の性教育の講演会を、全国の小学校・中学校・高等学校にて行っている。NHK「あさイチ」「NHK for School キキとカンリ」「ハートネットTV」など、さまざまなメディアに出演。その他にも性教育サイトの監修、性教育関連の書籍などを手がける。性教育の普及や啓発に尽力している。

きたによしこ｜絵
絵本作家・イラストレーター。愛媛県在住。印刷会社でグラフィックデザインに従事し、その後イラストレーターに。2014年に絵本『夜のおたんじょう会へ』を私家版出版。2022年に英語・イタリア語併記で、ニジノ絵本屋より新装版を出版。

孫奈美｜文

小沼宏之［Gibbon］｜デザイン

小沼早苗［Gibbon］｜イラスト［生理のためのじゅんびリスト］

生理（せいり）ってなあに？

2024年5月　初版第1刷発行

監修————高橋幸子［産婦人科医］
絵————きたによしこ
文————孫奈美
発行者————三谷光
発行所————株式会社汐文社
　　　　　〒102-0071 東京都千代田区富士見1-6-1
　　　　　TEL03-6862-5200 ｜ FAX03-6862-5202
　　　　　https://www.choubunsha.com/
印刷————新星社西川印刷株式会社
製本————東京美術紙工協業組合

ISBN 978-4-8113-3128-7